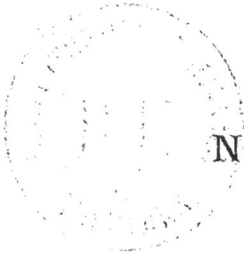

NOTICE MÉDICALE

SUR LES

EAUX MINÉRALES DE BRUCOURT

(CALVADOS)

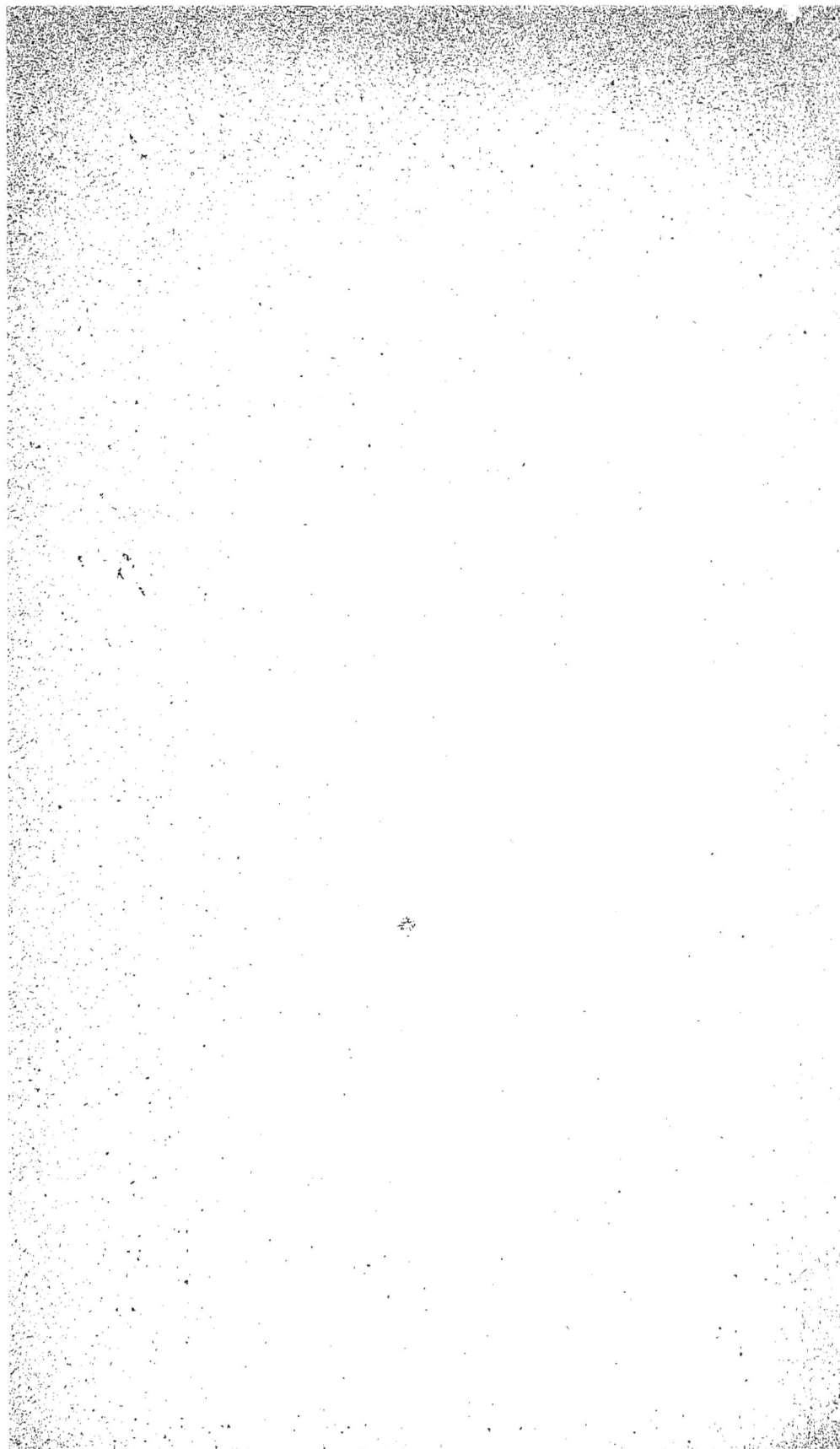

NOTICE MÉDICALE

SUR LES EAUX MINÉRALES NATURELLES DE

BRUCOURT

(CALVADOS)

EAU MARTIALE LAXATIVE

Sulfatée, Calcique, Magnésienne, Ferrugineuse

PAR

P. GUYÉNOT

Docteur en Médecine des Facultés de Paris et Londres
Membre et ex-Secrétaire de la Société d'Hydrologie de Paris
Membre de la Société Française
de Dermatologie et de Syphiligraphie
EX-MÉDECIN DE L'ÉTABLISSEMENT DE SAINT-GERVAIS
MÉDECIN CONSULTANT A AIX-LES-BAINS.

Des eaux ferrugineuses, il y en a partout, des eaux purgatives pareillement, mais une eau dont l'action légèrement laxative contrebalance l'action toujours échauffante et congestive du fer est une exception rare qui constitue une véritable conquête thérapeutique.

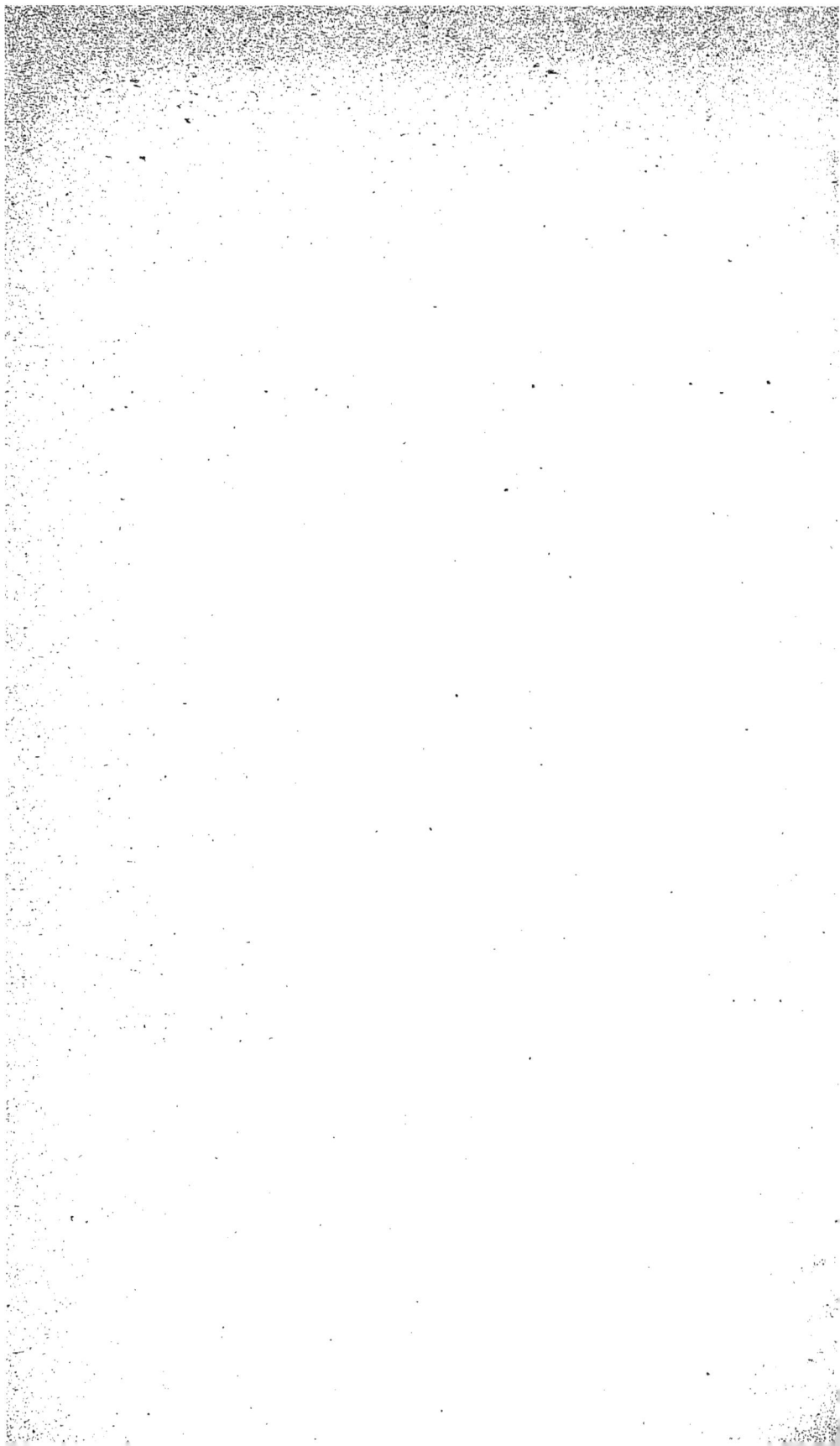

NOTICE MÉDICALE

SUR

LES EAUX MINÉRALES DE BRUCOURT

(Calvados)

EAU MARTIALE LAXATIVE

Historique

Plusieurs auteurs, à des époques plus ou moins reculées, se sont occupés de la fontaine de Brucourt, connue aussi sous le nom de fontaine de Dives. Musner, dans son *Hydrologie médicale de la fontaine minérale de Dives*, qui date de 1637, est le premier qui ait reconnu l'utilité thérapeutique de cette eau minérale, qui jouissait déjà dans les contrées environnantes d'une réputation méritée dans les affections sous la dépendance de l'anémie et des congestions des organes du bassin. Vient ensuite, un des chefs de la grande école Hippocratique française, Lepecq de La Clôture, qui, dans ses observations sur les maladies et constitutions de Normandie, ouvrage publié en 1776, s'exprime ainsi sur la valeur médicamenteuse des Eaux de Brucourt :

« Elles affectent peu la tête, incisent et font couler les
» matières glaireuses, n'irritent et n'échauffent presque
» point ; elles atténuent et divisent les liqueurs secon-
» daires épaissies et font arrêter la bile ; elles désosbs-

» truent, dispersent et nettoient la peau de ses dartres
» invétérées devenues crustacées, des rousseurs et taches
» de l'épiderme qu'elles fondent.

» En un mot, nous en avons nous-même reconnu les
» effets les plus salutaires ; et nous pouvons assurer
» qu'en qualité de fondantes et résolutives, elles l'em-
» portent de beaucoup sur les eaux de Forges, et sur
» toutes celles de la province qui peuvent vous être
» connues.

» Elles auront encore évidemment un avantage de
» plus, c'est que celles-ci *peuvent soutenir le transport*
» *au loin.*

» Nous pouvons encore ajouter qu'elles ont un degré
» de légèreté que né possèdent point les eaux martiales.

» Nous avons vu des malades qui avaient pris inuti-
» lement les eaux de Forges ou de Caen prendre avec
» plaisir et avec fruit celles de Brucourt qui leur
» donnaient de l'appétit et l'aisance de digérer. »

Marchal de Calvi dans une lettre humoristique sur
l'eau minérale de Brucourt à Monsieur D'Ennery, maître
et seigneur de Cabourg (Paris 1862), fait remarquer que
le témoignage scientifique de Lepecq de La Clôture ne
peut être entaché de partialité compatriotique quand il
donne la préférence aux eaux de Brucourt sur celles de
Caen, sa ville natale.

Nous trouvons encore l'eau minérale de Brucourt
mentionnée dans l'essai sur les Eaux minérales de
Bouillon-Lagrange (1811) ; dans le dictionnaire de
thérapeutique et de matière médicale de Mérat et Delens
(1829) et dans le manuel des Eaux minérales naturelles
de Patissier et Boutron (1837).

Dans ces dernières années, l'étude des Eaux de

Brucourt, au point de vue chimique principalement, a été reprise et traitée d'une façon complète par MM. Ossian Henry et Cloez, aux travaux desquels nous ferons de nombreux emprunts quand nous étudierons la composition chimique de l'eau.

Topographie et constitution géologique du sol.

La Fontaine de Brucourt se trouve dans la commune de Brucourt (Calvados), à 4 kilomètres au sud de Dives. La source s'échappe à une dizaine de mètres au-dessus du niveau de la Dives, par une mince fissure horizontale remplie d'argile bleuâtre séparant deux bancs calcaires. Le débit était de 40 litres à l'heure en 1884, mais de nouveaux travaux de captage l'ont augmenté considérablement. L'eau est recueillie dans un bassin en ciment, abrité par une maisonnette, garni de rocailles de manière à simuler une grotte.

L'horizon géologique est celui des marnes oxfordiennes. La colline de Bassebourg, au pied de laquelle jaillit la source, est presque entièrement composée de ce terrain qui est couronné par des assises appartenant à l'étage de la craie chloritée : un if, célèbre dans le pays, forme le point culminant du paysage.—Devant soi Dives, Cabourg, Beuzeval, etc., formant un vaste hémicycle, puis la mer, s'étendant immense dans l'horizon bleu; derrière et à côté de soi, dans un rayon de dix lieues, des coteaux amoncelés et de vastes plaines où fourmillent des hameaux se montrant et se dérobant dans les plis du terrain, le tout rehaussé par le vert intense des grands arbres qui se perdent dans le loin vague du pays normand.

Composition chimique

L'analyse des Eaux de Brucourt a été faite à diverses reprises, et en dernier lieu par M. Ossian Henry, membre de l'Académie de Médecine, en 1862, et M. Cloez, de l'Académie des Sciences, en 1884.

Voici les résultats de ces analyses :

Analyse d'Ossian Henry (1862)

Acide carbonique libre......................	0 lit. 188
Azote....................................	indiqué.
Bicarbonate de chaux......................	0 gr. 457
— de magnésie....................	0, 120
— de protoxyde de fer (par sesquioxyde 0,031) (avec un peu de crénate).	0, 062
Carbonate de manganèse....................	tr. sensible.
Sulfates (calculés anhydres) de chaux........	0 gr. 516
— de magnésie.... } de soude....... }	0, 600
Chlorures de sodium......................	0, 200
— de magnésium	0, 560
— de potassium.....................	indiqué.
Iodure alcalin...........................	indices lég.
Sel ammoniacal..........................	id.
Silice alumine, phosphate terreux...........	0 gr. 066
Matière organique (acide crénique ou tonnique).	indiqué.
Principe arsenical (cherché surtout dans le dépôt ocreux)........................	nul.
TOTAL................	2 gr. 581

Analyse de Cloëz (1884)

Acide carbonique libre (à 0° et sous 670^{mm})....	0 lit.	185
Chlorure de sodium.........................	0 gr.	2133
— de potassium	0,	0238
— de magnésium......................	0,	0477
Sulfate de magnésie	0,	5280
Sulfate de chaux..........................	0,	7881
Bicarbonate de chaux......................	0,	4880
— de magnésie....................	0,	3815
— de fer.......................	0,	0526
Alumine et Silice.........................	0,	0710
TOTAL...............	2 gr.	5920

Ces deux analyses, faites à 22 ans d'intervalles prouvent, par leur concordance, la stabilité de la composition chimique des sources.

D'après ces nombres, l'eau de Brucourt contient une grande quantité de sels de magnésie, près de 1 gramme par litre et, bien que sous ce rapport elle n'approche pas encore des eaux fortement purgatives, telles que celles de Püllna, on doit, la ranger dans la classe des eaux sulfatées magnésiennes : c'est une eau très légèrement laxative et dont les effets ont été constatés dès sa découverte. (Rapport de M. Cloez à l'Académie des Sciences.)

Mais un élément non moins important que les sels magnésiens, bien qu'il se trouve en beaucoup plus minime proportion, le bicarbonate de fer, doit changer considérablement l'action que l'eau de Brucourt semble au premier abord exercer sur l'économie. Les sels ferreux sont tous des reconstituants dont le rôle salutaire n'est plus discuté aujourd'hui. Or, si l'on admet, comme on le fait généralement, qu'une eau est ferrugineuse, et par suite tonique, dès qu'elle contient pour 1 litre plus de 0 gr. 02 de sels ferreux solubles, nous devrons ranger l'eau de Brucourt dans cette précieuse catégorie.

En effet, dans la plupart des eaux ferrugineuse les plus employées le bicarbonate de fer ne se trouve pas généralement en quantité supérieure à celle que donnent les analyses citées plus haut.

L'association des sels ferreux, toniques, mais échauffants, et des sels magnésiens plus ou moins laxatifs, est des plus rares dans une eau minérale, et l'eau de Brucourt est, du moins à notre connaissance, la seule source de France qui présente cet heureux rapprochement (Cloez, rapport à l'Académie des Sciences).

Cette double circonstance suffit à faire classer la fontaine de Brucourt parmi les sources minérales les plus intéressantes ; mais les propriétés fondantes et résolutives dont parle Lepecq de La Clôture, ainsi que l'action curative dans les maladies de la peau résultent, à notre avis, de la présence de l'iode sous forme d'iodure alcalin, principe minéralisateur dont M. Cloez a démontré la présence en quantité appréciable dans l'eau minérale de Brucourt. Pour M. Cloez c'est à l'état d'iodure de magnésium que se trouve l'iode ; ce qui explique la difficulté de constater sa présence, l'iodure de magnésium se décomposant, comme on sait, par l'ébullition, en magnésie fixe et acide iodhydrique volatil.

En résumé, sels ferreux, sels magnésiens et iodures, telles sont les composés qui donnent à l'eau de Brucourt ses principales propriétés.

Action physiologique

L'eau de Brucourt ingérée à doses considérables, trois à cinq verres le matin à jeun et à intervalles rapprochés produit un effet laxatif prononcé ; elle est purgative sans coliques, est bien tolérée par l'estomac et son usage ne cause ni ce malaise ni cet état de faiblesse générale que laissent la plupart des purgatifs : elle provoque en même temps la diurèse d'une façon marquée.

Cette action peut être considérée comme l'action physiologique immédiate, quand on veut surtout agir sur les organes du bassin.

Prise à doses moyennes, aux repas, mélangée avec le vin qu'elle n'altère en aucune façon, l'eau de Brucourt est tonique et reconstituante sans produire de constipation, ce qui est si rare quand on fait un usage journalier des eaux ferrugineuses. Elle excite la sécrétion du suc gastrique, augmente l'appétit. En résumé, elle possède la même action physiologique que les préparations martiales de la pharmacopée, avec cette différence qu'elle est mieux tolérée, qu'elle s'assimile mieux et que son usage longtemps continué n'amène jamais les accidents qu'on peut quelquefois redouter des préparations du codex.

Indications thérapeutiques

Si on se reporte à la minéralisation de l'Eau de Brucourt, on se rend compte que l'eau de cette station puisse s'adresser à différents états morbides, qui cependant, peuvent tous se ramener aux trois ordres de faits pathologiques suivants, constituant la spécialisation de l'Eau de Brucourt.

Iº L'anémie et ses manifestations diverses ;

IIº La congestion du foie et les engorgements de la circulation veineuse abdominale ;

III° La gravelle et la lithiase urinaire.

A. — *Anémies et ses diverses manifestations*. — Dans cette classe d'affections, l'Eau de Brucourt, l'Eau martiale laxative est, à notre connaissance, unique par l'association des sulfates magnésiens et sodique aux sels ferreux.

Habituellement, chez les anémiques et les chlorotiques, la constipation est de règle ; aussi l'emploi des préparations martiales et même des éaux ferrugineuses ne fait-il qu'aggraver ce dernier symptôme et est-on souvent obligé d'en cesser l'emploi, à moins d'avoir fréquemment recours à des purgatifs. Une eau ferrugineuse laxative comme celle de Brucourt répond à tous les desiderata. — Prise aux repas, mélangée au vin, ses propriétés laxatives sont suffisantes pour contrebalancer l'effet échauffant des sels ferreux, sans avoir cependant d'action purgative. Sés indications thérapeutiques sont les indications du fer, mais le champ s'en trouve considérablement agrandi, car elle peut être prescrite même dans les cas de constipation contre-indiquant les préparations martiales et la plupart des eaux ferrugineuses.

Elle sera employée, avec succès dans la chloro-anémie, l'anémie, la convalescence des grandes maladies, en un mot dans tous les cas où les globules du sang sont altérés ou diminués. Le fer absorbé reconstitue ces globules rouges avec une efficacité plus grande que les médicaments ferrugineux empruntées à l'arsenal pharmaceutique, et cela sans fatiguer l'estomac ni produire de troubles intestinaux.

On admet généralement que la tendance à la congestion est une contre-indication à l'emploi des eaux ferrugineuses. Cette contre-indication n'existe plus avec l'eau de Brucourt qui, comme nous le verrons plus loin, possède une action thérapeutique particulière sur la congestion des organes du bassin.

B. — *Congestion du foie et engorgements de la circulation veineuse abdominale.* — L'Eau de Brucourt prise à jeun, à dose de 3 ou 4 verres, à un quart d'heure d'intervalle, est franchement purgative.

Le professeur Marchal de Calvi cite plusieurs observations de congestion hépatique et hémorrhoïdaire traitées avec succès par l'Eau de Brucourt.

Prise suivant les règles données plus haut, cette eau minérale rencontre son indication dans les engorgements du foie, dans la congestion hépatique des pays chauds, dans la pléthore abdominale où son action n'est pas passagère comme celle qui est due aux purgatifs ordinaires ; elle se continue pendant un temps plus ou moins long, et la guérison devient souvent définitive si le malade consent à se soumettre à plusieurs cures successives.

C. — *Gravelle et lithiase urinaire.* — En considérant la composition chimique de l'Eau de Brucourt, on voit que sa minéralisation se rapproche beaucoup de celle d'Aulus (source Darmagnac) et de Bagnères-de-Bigorre (source de la Pompe et source St-Roch), en ne tenant pas compte de sa teneur en fer qui est de beaucoup supérieure et la fait classer dans la classe des ferrugineuses. — Cette minéralisation, qui rapproche Brucourt des sulfatées calciques, nous explique l'action de cette eau minérale sur la sécrétion urinaire, ses effets diurétiques, et son emploi dans la gravelle et lithiase urinaire où elle a le grand avantage de ne pas amener l'affaiblissement de l'organisme.

Applications thérapeutiques secondaires

Lepecq de La Clôture attribuait aux Eaux de Brucourt des propriétés fondantes et résolutives. Sa composition chimique à priori ne semble pas expliquer ces propriétés ; M. Cloez, il est vrai, a démontré la présence d'iodures alcalins dans l'Eau de Brucourt en qualité appréciable, mais non suffisante, à notre avis, pour les recommander dans les adénapathies et les affections scrofuleuses.

Les indications thérapeutiques de l'eau de Brucourt, d'après ce qui précède, sont assez nombreuses. Pour les résumer nous ne pourrions mieux faire que de citer ce qu'en disait le professeur Marchal de Calvi en 1862 : « Des eaux ferrugineuses, dit-il, il y en a partout; « des eaux purgatives pareillement ; mais les eaux à la « fois ferrugineuses et laxatives ne courent pas les « champs ; et c'est pourquoi l'Eau de Brucourt est pré-« cieuse. Voulez-vous purger ? Donnez la pure et à jeun. « Voulez-vous tonifier sans échauffer ? Donnez-là aux « repas avec du bon vin... »

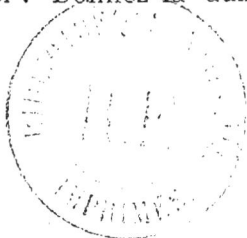

VICHY, IMP. A. WALLON.